CONTRIBUTION A L'ÉTUDE

DU TRAITEMENT

DE LA DIPHTÉRIE

PAR

P. SERVAGE

Docteur en médecine de la Faculté de Paris.

PARIS

A. PARENT, IMPRIMEUR DE LA FACULTÉ DE MÉDECINE

A. DAVY, successeur

31, RUE MONSIEUR-LE-PRINCE, 31

188?

CONTRIBUTION A L'ÉTUDE

DU TRAITEMENT

DE LA DIPHTÉRIE

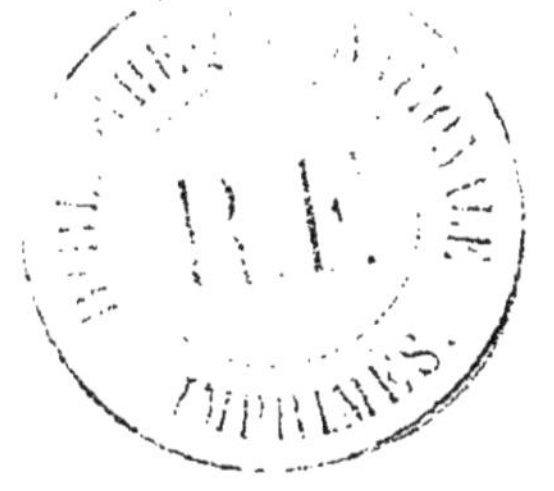

PAR

P. SERVAGE

Docteur en médecine de la Faculté de Paris.

PARIS

A. PARENT, IMPRIMEUR DE LA FACULTÉ DE MÉDECINE

A. DAVY, successeur

31, RUE MONSIEUR-LE-PRINCE, 31

1882

A LA MÉMOIRE DE MES GRANDS PARENTS

A MA GRAND'MÈRE

A MON PÈRE ET A MA MÈRE

A MA SŒUR, A MON BEAU-FRERE

A MES AMIS

A MON PRÉSIDENT DE THÈSE

M. LE PROFESSEUR G. SÉE.

Professeur de clinique médicale à la Faculté de médecine.
Médecin de l'Hôtel-Dieu,
Membre de l'Académie de médecine,
Commandeur de la Légion d'honneur.

A MES MAITRES DANS LES HOPITAUX

CONTRIBUTION A L'ETUDE DU TRAITEMENT

DE

LA DIPHTÉRIE

INTRODUCTION.

Dans le cours de nos études médicales, et en suivant les leçons de nos maîtres, dans les hôpitaux, nous avions été frappé de la mortalité énorme occasionnée par cette redoutable maladie que Bretonneau a baptisée du nom de diphtérite, et nous avions pu constater bien des fois l'inefficacité des traitements qu'on lui oppose journellement. La constatation de ces faits, les nombreuses victimes que la diphtérie a faites dans le corps médical, en général, et, en particulier, parmi nos camarades d'études enlevés à la fleur de l'âge, malgré les soins les plus dévoués de nos plus grands maîtres; enfin la multiplicité des moyens que nous avions vu vantés comme spécifiques, tout devait nous amener à traiter le sujet que nous entreprenons aujourd'hui.

Est-ce à dire que nous aussi, apportant notre pierre pour la construction de l'édifice, nous venions proposer un traitement nouveau, préconiser un nouvel agent? Non; telle n'est pas notre prétention. Notre but, en écrivant sur cette matière, est de réunir les principaux traitements qui ont été proposés depuis que la maladie existe; de critiquer, dans la mesure de nos forces, les médications diverses vantées par les praticiens; enfin, essayèr dans nos conclusions de poser le traitement le plus rationnel de cette terrible affection, et montrer la voie dans laquelle il nous semble que doivent se faire les nouvelles recherches; trop heureux si notre travail peut être utile à ceux qui, plus favorisés que nous, auront, dans l'avenir, à proposer un traitement de cette maladie contre laquelle la thérapeutique a jusqu'ici été impuissante.

DIVISION DU SUJET.

Nombreux sont les travaux qui, avant et depuis Bretonneau, ont été faits sur la diphtérie et ses manifestations diverses; plus nombreux encore les moyens préconisés par les auteurs pour la combattre. Mais, quelque nombreux que soient ces moyens, dont l'énumération serait fastidieuse et inutile, nous croyons qu'il est possible de les grouper en plusieurs faisceaux, d'après l'idée même qui a présidé à leur naissance et à leur emploi.

Partant de cette croyance, nous diviserons notre sujet de la façon suivante, qui nous paraît sinon absolument rationnelle. du moins propre à en faciliter l'étude.

1. Dans un premier chapitre, nous étudierons les diverses idées qu'on s'est faites de la maladie qui nous occupe, surtout à partir du moment où Bretonneau en a fait connaître l'unité, en rapportant les manifestations diverses, décrites par les auteurs anciens, depuis Hippocrate jusqu'à lui, à une seule et même maladie qu'il appelle diphtérite, mot dont on a fait depuis le mot diphtérie.

2. Dans une deuxième partie, nous ferons une revue critique des divers agents proposés pour com-

battre cette maladie d'après l'idée que s'en étaient faite les auteurs eux-mêmes.

3. Enfin, dans un troisième et dernier chapitre, nous chercherons à déterminer la médication qui doit convenir à telle ou telle forme de cette entité morbide ; de plus, nous indiquerons, sous toutes réserves, la voie dans laquelle il nous semble que doivent être faites les recherches futures sur le traitement de cet épouvantable fléau.

CHAPITRE PREMIER.

Dans cette partie de notre sujet, nous n'avons pas l'intention de faire l'historique de la maladie dans toutes les phases qu'elle a traversées; nous n'avons en vue que le traitement.

Aussi, ne parlerons-nous des travaux innombrables qui ont été faits sur ce sujet, depuis Hippocrate jusqu'à nos jours, que dans le but de classer les médications proposées par les méaecins, depuis la saignée et les purgatifs, dont usait largement le père de la médecine, jusqu'à la papaïne, que M. Bouchut est en train d'expérimenter à l'hôpital des enfants.

Nous plaçant au point de vue que nous avons indiqué, l'idée que les auteurs se sont faite de la diphtérie, nous rangerons toutes les opinions en trois groupes bien distincts, correspondant à trois périodes successives.

Une première période comprendra tous les travaux qui ont été faits depuis les temps hippocratiques jusqu'à Bretonneau.

Une deuxième période comprendra les travaux des élèves de Bretonneau, de Trousseau surtout, et s'étendra jusqu'à nos jours.

Dans une dernière enfin, nous grouperons les travaux tendant à diriger les recherches dans une voie autre que celle tracée par l'illustre médecin de Tours et le célèbre clinicien de l'Hôtel-Dieu, son élève.

I. Au début de la première période, la diphtérie n'existe pas encore, bien qu'après la découverte de l'angine pseudo-membraneuse et du croup, un médecin de New-York, Bard, se soit efforcé de démontrer que ces deux maladies distinctes, en apparence, ne sont que deux manifestations d'une même entité morbide, se traduisant de deux manières différentes. Le croup et l'angine sont des inflammations locales auxquelles certains médecins ajoutent un élément nerveux. De cette idée naît le traitement : les antiphlogistiques, auxquels un autre caractère de la maladie, la suffocation, fait joindre la trachéotomie, dont Caron, Bretonneau et Trousseau se sont faits les propagateurs et les défenseurs.

Avec Bretonneau, les idées changent; à l'inflammation franche et exagérée, se substitue l'inflammation spécifique. Le croup et l'angine pseudo-membraneuse sont fondus dans une seule et même maladie, la diphtérite.

Mais, tout en délaissant l'opinion de ses devanciers, en affirmant l'idée que Bard s'était vainement efforcé de faire accepter, l'unité de la maladie; tout en rejetant la saignée et les antiphologistiques comme inutiles et même dangereux dans une maladie débilitante comme la diphtérie, Bretonneau n'en reste pas moins rattaché à cette longue période, par le traitement qu'il propose et qui se compose uniquement de moyens locaux, les caustiques et la trachéotomie, que Trousseau devait bientôt mettre au premier rang parmi les traitements de cette maladie.

L'idée de mal local, qui est la caractéristique de cette période, existe encore avec Bretonneau, et c'est de cette idée que naissent tous les traitements que nous aurons à passer en revue dans le cours de ce petit travail.

II. Avec Trousseau a commencé la deuxième période. Après avoir affirmé que, quelles que soient ses manifestations locales, la diphtérie est une, le grand médecin de l'Hôtel-Dieu finit par créer trois formes dans cette redoutable maladie : une forme simple, une forme infectieuse, une forme toxique d'emblée. Nous empruntons le passage suivant à une de ses cliniques (1) :

« Lorsque l'on considère combien sont grandes les différences qu'offrent entre elles les diverses formes de la diphtérie, il semblerait que celle qui tue par la propagation aux voies respiratoires, et celle qui tue par intoxication générale, fussent de nature très disdincte. Eh bien, sous cette diversité de formes, nous retrouvons toujours la même maladie. Il en est de la diphtérie comme de la variole qui, confluente ou dis-

(1) Trousseau. Clinique de l'Hôtel-Dieu.

crète, bénigne ou maligne, n'en est pas moins la variole.

Que va-t-il découler au point de vue du traitement de cette division de la maladie en trois formes; de cette idée qu'elle peut être envahissante et de simple qu'elle était, devenir bientôt infectieuse.

Evidemment l'emploi de moyens en rapport avec cette idée elle-même. Si les moyens locaux sont suffisants dans la forme simple ou même, quoique cela soit loin d'être prouvé, dans la forme infectieuse, en sera-t-il de même dans la forme toxique d'emblée. Sûrement non ; et il est probable sinon certain qu'il en est de même dans la forme infectieuse, car on ne peut savoir au juste à quel degré d'infection l'organisme est arrivé. Par conséquent, si le traitement local peut quelquefois suffire (et nous verrons que ce traitement tient une large place dans la thérapeutique employée jusqu'ici), il n'en reste pas moins avéré qu'un traitement général serait souvent utile. D'ailleurs le chapitre Traitement démontrera que cette idée avait déjà préoccupé certains auteurs, puisque dans ce chapitre nous trouverons quelques traitements, qui, pour n'être pas rationnels, n'en sont pas moins généraux et n'en répondent pas moins à la pensée que nous exprimions plus haut.

En résumé, dans cette deuxième période, domine l'idée de maladie générale que celle-ci soit d'ailleurs regardée comme générale d'emblée, ou comme succédant à une affection locale, d'origine pseudo-membraneuse.

Sur ces deux opinions vont être institués des traitements absolument différents; les uns, prétendant guérir avec un traitement local, du moins au début de la maladie; les autres ne s'occupant nullement du mal local, et instituant d'emblée, un traitement général destiné à tuer le mal dans sa racine, sans se préoccuper de ses manifestations. Tout au plus si ces derniers admettront la trachéotomie dans les cas où le malade sera sur le point de succomber à l'asphyxie, et encore, dans ce cas, certains ne la pratiqueront-ils qu'à contre-cœur et pour permettre à leur médication d'agir.

III. Il nous reste à parler d'une troisième et dernière période, dont les travaux, bien qu'elle date à peine d'une trentaine d'années, sont assez nombreux et méritent sinon d'être pris en considération du moins d'être mentionnés. Bien que dans l'état actuel de la science il soit impossible de se prononcer sur la valeur des découvertes faites par certains auteurs, découvertes qui, tout en conservant la spécificité établie par Bretonneau, feraient faire un grand pas à la science en faisant connaître l'agent infectieux, nous allons passer en revue les publications qui ont été faites sur ce sujet, et dans notre troisième chapitre nous parlerons de la médication qu'il conviendrait d'appliquer si les découvertes faites étaient mises hors de doute.

En 1859, Jadin, médecin des hôpitaux de bienfaisance de Paris, prétendait déjà démontrer que la production diphtéritique n'était que le développement d'un protophyte parasitaire.

Depuis, des microphytes ont été décrits par Letzerich, Buhl, Oretel, Eberth, Hughes, Benett, Nepveu, et M. le professeur Laboulbène. M. le professeur Jaccoud affirme que des champignons existent constamment dans les couches superficielles des membranes, mais que ce n'est que dans les cas graves qu'ils envahissent le tissu sous-muqueux.

Sénator, bien qu'adversaire de la théorie des germes animés, avoue qu'il a constamment trouvé dans les fausses membranes des spores, des vibrions.

Homolle considère le fait comme indiscutable.

Rindfleisch considère la diphtérie comme due au développement d'un cryptogame.

MM. Schultz et Kléber ont isolé le principe virulent; Cornil a décrit des micrococcus et des bacillus.

Enfin, à une époque plus récente encore, M. le Dr Talamon a découvert dans les fausses membranes un microphyte qu'il a pu cultiver en obtenant toujours des organismes semblables. Bien plus, il a inoculé le produit de ses cultures à des lapins et il a trouvé, après l'empoisonnement de ces animaux, d'innombrables microbes semblables à ceux de ses cultures. Restait à savoir si les produits obtenus par lui pourraient reproduire la fausse membrane. C'est en effet ce qu'à fait M. Talamon ; il a râclé la muqueuse de plusieurs pigeons et la touchant avec le liquide de ses cultures il a pu produire artificiellement les fausses membranes.

Detous ces faits il résulterait que la diphtérie serait produite par la pénétration dans l'organisme de ces êtres microscopiques végétaux ou animaux.

Ici se lève une grosse question. On trouve des microbes dans les faussesmembranes et dans le sang des êtres atteints de diphtérie. Le microbe reproduit le microbe. Sa présence fait naître des fausses membranes sur les muqueuses. Toutes ces affirmations ont été vérifiées. Mais comment se fait l'infection. Cela, on ne le sait pas.

Le microbe produit-il directement la fausse membrane et l'infection est-elle secondaire? Ou bien l'infection est-elle primitive et la fausse membrane n'est-elle qu'une simple manifestation de cette infection?

Dans l'état actuel de la science il serait imprudent de se prononcer, car il n'y a pas de raisons à faire valoir ni pour l'une ni pour l'autre de ces opinions.

Cependant nous croyons devoir donner ici l'analyse d'un travail présenté en 1881 par M. Couzot (1) à l'Académie de médecine de Bruxelles, travail dans lequel il se montre le partisan de la première des idées que nous avons émises.

Pour cet auteur, la porte d'entrée du microbe expliquerait le plus ou moins de gravité de la maladie;

(1) Couzot. Nature et traitement de la diphtérie (In Bull. acad. med. Belgique).

« la gravité du processus diphtéritique, dit-il, dépend surtout, si pas uniquement, du siège anatomique des fausses membranes. Rien ne permet de différencier les productions morbides ; mais, tandis que dans certains points elles ne produisent qu'une réaction très faible, dans d'autres elles amènent rapidement les angoisses du croup ou le collapsus de l'angine maligne. »

Selon cet auteur on doit rechercher les causes de la gravité ou de l'innocuité de la diphtérie.

1° Dans l'influence des fausses membranes sur les fonctions des muqueuses qu'elles envahissent.

2° Dans la nature même des productions diphtéritiques.

Passant ensuite en revue les symptômes observés et variables selon la marche suivie par la maladie, il arrive aux conclusions suivantes :

1° La diphtérie ne présente aucune gravité lorsque ses productions se développent sur des muqueuses en dehors de l'acte respiratoire.

2° Les plaques sont toujours dangereuses quand elles se développent sur la muqueuse pharyngienne ; la gravité des symptômes dépend de leur étendue ; l'extension à la muqueuse nasale entraîne la mort par résorption d'élément putrides, mais surtout par absorption d'air chargé de miasmes. C'est l'angine maligne, la diphtérie infectieuse de Trousseau.

3° La production diphtéritique, se développant sur

la glotte ou dans le larynx, tue par un autre mécanisme ; elle étrangle comme un corps étranger, c'est le croup.

Nous ne parlerons pas ici du traitement de M. Couzot, il découle de l'exposé de ses idées et peut se résumer à ceci : empêcher au début par des moyens locaux la fausse membrane de s'étendre ; détruire les protorganismes, empêcher leur putréfaction et aussi leur reproduction.

Nous n'insisterons pas davantage sur cette doctrine; mais nous avons cru devoir la mentionner et donner un long aperçu du travail de M. Couzot qui résume toute la doctrine de l'infection par le microbe, infection locale avant d'être générale. Sans la théorie parasitaire, nous aurions pu mettre les idées émises par ce médecin belge à côté des idées de Trousseau.

Malgré ce que nous venons de dire nous ne nous attacherons exclusivement à défendre aucune de ces opinions ; ce serait au moins téméraire. Nous n'ajouterons qu'un mot à ce long exposé ; c'est que la théorie du microbe a pour avantage de séduire l'esprit, en lui permettant de voir un peu dans l'étiologie de cette affection, qui tue si souvent et si vite, et aussi en indiquant la voie à suivre pour la combattre.

Si l'idée émise par M. Couzot était la vraie ce serait le triomphe du traitement local, au début du moins ; le traitement général se trouverait réduit à une médication tonique destinée à permettre au malade de lutter avec avantage contre la maladie.

IV. — En résumé nous trouvons dans l'histoire de la diphtérie trois idées dominantes :

1° La maladie est une inflammation toute locale; elle est traitée par les antiphlogistiques et des moyens locaux.

2° La maladie est une inflammation spécifique, une maladie générale ; pour les uns générale d'emblée, d'où un traitement général; pour les autres, maladie locale d'abord et ne devenant générale que par la suite, d'où, traitement local destiné à maintenir l'affection dans ses limites.

3° La maladie a pour point de départ la pénétration dans l'organisme d'un parasite ; traitement en conséquence.

Nous allons voir les traitements découler logiquement de ces trois manières d'envisager la diphtérie.

CHAPITRE II

DU TRAITEMENT

Lorsqu'on lit dans les auteurs, qui ont traité de la diphtérie, le chapitre où il est parlé du traitement, on est étonné de la quantité innombrable des moyens préconisés, et aussi des succès enregistrés à propos de l'emploi de chacun de ces moyens.

Chaque medicament est prôné par son auteur, qui cite à son appui un plus ou moins grand nombre de guérisons; puis, le médicament essayé, on le voit disparaître tout à coup, souvent pour ne plus voir le jour, parfois pour être repris plus tard.

Devons-nous conclure de la multiplicité des moyens employés, des succès attribués à chacun d'eux, puis de leur abandon que les auteurs qui en ont usé ont été de mauvaise foi en annonçant des succès qu'ils n'avaient pas obtenus, et qu'ils n'ont en réalité aucune action? Nous ne le croyons pas... Tout ce que nous pouvons dire à ce propos, c'est que le succès ou l'insuccès ont pu dépendre du plus ou moins de gravité des cas, du moment d'emploi du médicament, ou même d'erreurs de diagnostie, toutes choses bien difficiles à contrôler.

Partant de ce point, nous ne nierons ni succès ni insuccès; nous ne chercherons point à contrôler la véracité des faits annoncés; nous nous contenterons, et c'est déjà un travail assez considérable, de peser les avantages de tel agent ou de telle médication, ou d'en montrer les inconvénients. Les statistiques nous semblent bien infidèles pour prouver la valeur d'un médicament, car le plus souvent celui qui les fait, agit avec une idée préconçue : faire accepter le médicament ou le détruire, et selon les cas il entasse dans son travail des guérisons dont il n'est pas du tout sûr, où les rejette parce qu'il n'est pas certain de leur véracité. Nous nous adresserons donc peu aux statistiques, non seulement à cause des raisons que nous venons d'énumérer, mais aussi par ce qu'il est impossible de savoir dans quelles formes de la maladie on a obtenu la guérison ou on a vu survenir la mort.

Quant à la marche que nous allons suivre, nous l'avons déjà dit, c'est la même que nous avons choisie dans le chapitre précédent à propos de l'histoire des doctrines émises sur la diphtérie.

Avant Bretonneau et Trousseau, avons-nous dit, la maladie était considérée comme une inflammation locale. Nous devrions même dire que la maladie était inconue et qu'on n'avait vu que ses deux manifestations l'angine pseudo-membraneuse et le croup.

La première idée qui devait naître, étant donnée la nature inflammatoire des affections pelliculeuses, devait être nécessairement de combattre et d'éteindre sur place une phlegmasie aussi peu étendue, alors qu'on arrivait à en guérir d'autres bien plus intenses. C'est de cette idée que naquit la saignée dont on usa largement jusqu'à la découverte de Bretonneau et qu'on a reprise dans ces dernières années sous une autre forme.

Il appartenait à Bretonneau de faire voir l'inutilité et les dangers de ce moyen dans une maladie aussi débilitante que l'est la diphtérie. Mais si nous devons au médecin de Tours de nous avoir débarrasé de la saignée nous devons dire qu'avant lui d'autres auteurs l'avaient proscrite, tels Cristobal Perez Herrera et Bard.

En parlant de cette époque nous ajouterons qu'à la saignée certains auteurs ajoutaient des traitements locaux, l'alun, la noix de galle, le sulfate de cuivre, le cautère contre l'angine, la trachéotomie contre le croup. Nous allons retrouver tous ces médicaments dans la deuxième période, et examiner leur valeur.

II. — Cette période, avons-nous dit, date de la découverte de Bretonneau, de la naissance de la diphtérie, maladie inflammatoire spécifique, maladie générale. Bretonneau a combattu l'emploi de la saignée à cause de la spécificité de la diphtérie et lui a substitué un traitement purement local ; parce que la maladie locale l'occupe uniquement.

Nous partagerons les auteurs de cette époque en

deux camps bien distincts : 1° ceux qui voient dans la diphtérie une affection d'abord locale susceptible de s'étendre ;

2° Ceux qui la considèrent comme une maladie générale d'emblée.

A chacun des deux camps est attachée une médication ou pour mieux dire une manière de traiter, car le mot médication doit être rayé de la science, les agents d'une même médication pouvant avoir des actions contraires. Si nous employons ce mot nous l'emploierons avec le sens que nous venons d'indiquer, manière de traiter.

Comme nous venons de parler de la saignée, nous allons nous ocuper aussitôt des médicaments qui ont remis en honneur la méthode des anciens. Nous citerons : le tartre stibié à haute dose, les mercuriaux, les révulsifs. Le premier nous occupera surtout, car c'est lui qui a été le plus vanté par les hommes les plus compétents.

Le tartre stibié, dont nous reparlerons plus tard avec les vomitifs, n'est pas employé ici pour son action vomitive, mais, comme disait Trousseau, pour son action dynamique. Ce que les auteurs qui l'ont vanté veulent obtenir, ce n'est pas une action locale sur quoi que ce soit mais une action générale sur l'organisme. Et si ces mêmes auteurs n'avaient pas employé d'autres moyens locaux, on serait tenté de voir en eux des partisans de cette idée que la diphtérie est une maladie générale d'emblée. C'est en effet l'action antiphlogistique qu'ils recherchent et pas ou point l'action vomitive, qui pour eux dans ce cas n'est que secondaire.

L'émétique à haute dose a été préconisé par Constantin d'Amiens (1), Notta de Lisieux (2), et M. le docteur Bouchut (3).

Il résulterait de notes publiées par ces auteurs que l'émétique serait un des meilleurs agents à employer contre la diphtérie ; les inconvénients qu'on lui a reprochés n'existeraient pas, et pour un des plus chauds partisans du tartre stibié, Ronzier Joly (4), ce serait : « Un agent jugulateur de la diphtérie ; cela non seulement par son action hyposthénisante ; mais aussi et surtout par sa propriété spéciale de modérer les mouvements fluxionnaires qui ont pour terme les voies respiratoires. »

A l'appui de cette opini on M. Bouchut publie une statistique sur les cas traités par l'émétique, statistique de laquelle il résulterait que sur 115 malades traités, 88 auraient guéri.

Certainement nous n'avons aucune raison de suspecter la bonne foi de M. Bouchut, mais si nous nous

(1) Constantin. Traitement médic. de l'angine et du croup. Gaz. hop. 1859.

(2) Notta. Note sur le traitement du Croup par l'émétique à haute dose. In Union médicale, 1864.

(3) Bouchut. Traitement médical du Croup. In Union médic. 1859.

(4) Ronzier Joly. Observ. pour l'étude du tartre stibié à haute dose dans le croup. Gaz. hop. 1858.

reportons à ce que disent d'autres auteurs non moins autorisés, tels Bricheteau et M. le docteur Archambault, nous trouvons la méthode et la statistique de M. Bouchut fortement attaquées.

En premier lieu l'émétique ne serait pas aussi inoffensif que veut bien le dire le médecin de l'hôpital des enfants. En effet nous trouvons dans les auteurs les faits suivants qui sont plus éloquents que toutes les affirmations.

Millard (1) a observé des cas où l'émétique avait amené rapidement une diarrhée cholériforme.

M. Archambault (2) et Reverdy citent des cas de mort subite.

Strambio attribue à l'émétique des cas de mort survenus à la clinique de Rasori sans causes connues.

Enfin Elliotson (3) a observé des symptômes tétaniques survenus à la suite d'administration d'une dose assez forte et prolongée.

Si à cela nous ajoutons un fait connu de tous, la prostration qu'amène rapidement l'emploi de l'émétique et si, à l'exemple de M. Archambault nous retranchons de la statistique de M. Bouchut 53 cas empruntés à Valleix et dans lesquels l'émétique n'avait pas été employé seul, il deviendra évident que cet agent est loin d'être aussi merveilleux qu'on veut bien le dire,

(1) Millard. Thèse de Paris.

(2) Archambault. Art. Croup, In Dict. encyclopédique.

(3) Elliotson. Deux exemples de sympt. tétaniques causés par l'antimoine. In Gaz. méd. des hôp. 1857.

et nous devrons chercher un autre remède.

C'est d'ailleurs ce qu'avait fait Valleix qui, avec Trousseau, affirme que l'action dynamique des vomitifs n'existe pas et que ces agents n'agissent que mécaniquement en débarrassant les voies aérifères des produits qui les obstruent.

Mercuriaux. — A côté de l'émétique se placent les mercuriaux préconisés par des praticiens qui, tout en admettant l'origine locale de la maladie, n'en cherchent pas moins l'action générale du mercure sur l'économie. L'agent employé par eux est le calomel qui, né en Amérique, est employé en France par Miguel d'Amboise dans le but de diminuer la plasticité du sang et favoriser l'absorption des produits déjà formés.

Nous ne nous attacherons pas à montrer l'erreur dans laquelle tombe Miguel d'Amboise cherchant pour arrêter une affection locale à faire résorber les produits de cette affection. Un fait saute aux yeux, c'est que, si les choses se passaient ainsi, l'organisme tout entier serait infecté par cette résorption de produits reconnus comme septiques.

Ce que nous voulons montrer en ce moment ce sont les inconvénients des mercuriaux d'ailleurs abandonnés en France depuis longtemps.

En admettant qu'en effet les mercuriaux augmentent la fluidité du sang et le mettent dans des conditions telles que les sécrétions soient moins plastiques, n'y aura-t-il pas à craindre cette action elle-même dans une maladie essentiellement débilitante? Sur ce point tous les auteurs sont d'accord ; le mercure est un mauvais moyen employé de cette façon.

Trousseau (1) redoute son action spoliatrice sur le sang, prédisposant aux hémorrhagies si graves dans toutes les maladies anémiantes. M. Bouchut (2) n'a jamais retiré de l'emploi du calomel et des frictions que de mauvais résultats et bien d'autres comme lui.

Le mercure est donc un mauvais moyen général. Mais comme il a été employé aussi localement et que Trousseau a dit s'être bien trouvé du protochlorure, nous devons voir si son action locale elle-même n'est pas nuisible.

Sans doute le mercure employé topiquement ou à l'intérieur amène de la salivation qui pourra aider au soulèvement des fausses membranes ; mais, en nous plaçant au point de vue de la maladie locale, n'y aura-t-il pas à craindre que la stomatite qu'il provoque ne soit une porte d'entrée pour l'infection si elle arrive à être un peu intense. C'est là une simple assertion, mais l'idée nous semble devoir être prise en considération, surtout dans une maladie aussi grave que la diphtérie.

Révulsifs. — Si des mercuriaux nous passons aux révulsifs vantés par Graves, de Dublin, nous serons

(1) Trousseau. Clinique de l'Hôtel-Dieu.

(2) Bouchut. Traité des maladies des enfants.

plus explicite encore et, avec la grande majorité des auteurs, nous les rejetterons comme dangereux.

Que peut un vésicatoire appliqué sur le cou lorsqu'il existe des fausses membranes dans le larynx ou la trachée. Evidemment rien; car la fausse membrane est tout simplement un corps étranger. Nous répéterons à ce propos le mot de Trousseau (1) : « autant vaudrait appliquer le vésicatoire sur le cou d'un enfant qui aurait un haricot dans la trachée.»

De plus, le vésicatoire n'est pas seulement inutile, mais plusieurs observations ont prouvé qu'il était essentiellement dangereux. La plaie faite par le vésicatoire est comme toute autre plaie; elle peut se recouvrir de pseudo-membranes; cette plaie peut ou s'étendre et amener la mort comme dans le cas cité par Samuel Bard, ou devenir le siège d'une vaste suppuration qui pourra tuer le malade en l'épuisant.

Nous ne croyons guère à l'utilité du vésicatoire dans quelque maladie que ce soit, bien que certains praticiens et des plus éminents en usent encore, nous nous contentons de ne pas l'employer, mais dans la diphtérie, nous faisons plus que cela, nous le proscrivons absolument comme le pire des moyens.

Après les antiphlogistiques, les altérants, les révulsifs, nous abordons une série de moyens dont l'indication peut se résumer en quelques mots : empêcher les fausses membranes d'atteindre le larynx.

Or, pour remplir cette indication, les auteurs se sont

(1) Trousseau. (Loc. cit.)

adressés à plusieurs ordres d'agents dont le but était :

1° Soit détruire les fausses membranes en les désagrégeant, pour ainsi dire, violemment ; les agents employés sont les caustiques: ou en les dissolvant sur place, ces agents seront dénommés par nous les fondants.

2° Soit agir sur la muqueuse en modifiant ses sécrétions ; ce sont les astringents, les expectorants et, enfin, les balsamiques.

3° Soit une fois les membranes formées, les expulser à mesure de leur formation et, dans ce dernier cas, c'est aux vomitifs qu'ils avaient recours.

Pour détruire les membranes sur place nous avons désigné les caustiques, les astringents et les fondants.

Parmi les caustiques on a employé surtout l'acide chlorhydrique, soit topiquement, soit en inhalations; le nitrate d'argent sous forme de crayon, ou en solution plus ou moins concentrée; la soude caustique, l'acide citrique et le jus de citron.

On a eu aussi recours à la cautérisation avec le fer rouge ou le cautère Mayor.

Conseillée, en 1655, par Miguel Heredia et, vers 1850, par Valentin, la cautérisation au fer rouge nous semble bien difficile à appliquer surtout chez les enfants. Le Dr Bonsergent dit bien que la peur d'être brûlé fait ouvrir largement la bouche au malade, mais

Trousseau trouve la méthode trop brutale et trop dangereuse.

La cautérisation avec le cautère Mayor, prônée par Danvin de Saint-Pol, tout en étant moins dangereuse, ne nous paraît pas plus applicable pour cela.

Reste l'emploi des caustiques.

Parmi les plus employés nous avons cité l'acide chlorhydrique. Cet acide a été employé depuis longtemps; Van Swieten prescrivait des collutoires avec l'esprit de sel; de même Marteau de Grandvilliers; mais il a été surtout préconisé et employé par Bretonneau (1) et son élève Trousseau. Pour ce dernier c'est un des agents les plus énergiques et il l'emploie pur deux ou trois fois dans les vingt-quatre heures. Depuis Homolle (2) a employé et conseillé l'inspiration des vapeurs de cet agent. Mais ce procédé a été vite abandonné, car les vapeurs produisent des inflammations des bronches et même souvent de la péripneumonie. Quant au procédé de Trousseau nous ne saurions le conseiller après les accidents qui sont arrivés à certains médecins; nous voulons parler de la cautérisation ou, pour mieux dire, de la brûlure des parties non atteintes par les fausses membranes et aussi des cas de mort survenus pas spasme du larynx.

Le nitrate d'argent, ce caustique cathérétique par excellence, a été aussi très employé et l'est encore de

(1) Bretonneau. Traité de la diphtérite.

(2) Homolle. Des inspirations chlorydriques dans le Croup. In Gaz. des hôp. 1846.

nos jours. On à surtout usé du crayon, de la solution et de la poudre. Préconisé par Bretonneau, Trousseau, Guillon (1), Robert Latour, le nitrate d'argent a pu donner quelques cas de guérison, probablement dans les cas légers, mais il ne faudrait pas en faire un spécifique, même dans les cas où on l'emploie pulvérisé selon les conseils de Guillon. Nous n'avons pas de raison pour le rejeter complètement, de même que nous n'en avons pas pour le mettre au rang des spécifiques.

La soude caustique, expérimentée d'abord dans les laboratoires, mérite plutôt d'être rangée parmi les médicaments que nous avons appelés fondants.

Quant à l'acide citrique, c'est un acide trop faible pour qu'on puisse compter sur lui; tout au plus l'emploiera-t-on dans les cas tout à fait légers.

C'est tout ce que nous avions à dire sur les caustiques; nous ajouterons que certains auteurs, Brichefeau, le Dr Gigot, se sont élevés contre l'emploi de ces agents dans la diphtérie.

Mais ils considéraient la maladie comme générale; par conséquent nous ne pouvons les suivre sur ce terrain, vu que la question n'est pas encore résolue. Si la maladie était ce qu'ils croient, c'est-à-dire générale d'emblée, ils seraient dans le vrai; dans le cas contraire, ils sont évidemment dans l'erreur.

(1) Guillon. Traitement de l'angine par les insuflations de nitrate d'argent pulvérisé. In Gaz des hôp. 1866

Fondants. — Nés dans le laboratoire, à la suite d'expériences faites sur la solubilité des fausses membranes, les agents que nous avons groupés sous le nom de fondants, ont été transportés dans la pratique, où quelques-uns d'entre eux méritent certainement d'être maintenus.

Nous ne parlerons ni du brome ni du bromure de potassium préconisé par le Dr Ozanam (1) comme curatif et prophylactique de la diphtérie; malgré les conseils de cet auteur qui donne le brome et le range au nombre des agents diminuant la force coercitive des corps et les désagrégeant, le brome a été peu employé et il est abandonné aujourd'hui. Nous ne ferons que citer la soude caustique dont nous avons déjà dit un mot et qui, d'après Roger et M. le professeur Peter (2), désorganiserait rapidement la fausse membrane ; il en sera de même du bicarbonate de soude employé par le Dr Gigot, de l'acide lactique essayé avec quelque succès par le Dr Dureau (3) de Saint-André de Cubzac, de l'acide citrique enfin qui ne fait que diminuer l'épaisseur des fausses membranes. Les deux seuls agents qui aient eu une certaine vogue sont l'eau de chaux et le chlorate de potasse.

(1) Ozanam. Note sur l'action curative du brôme dans les affect. pseudo membraneuses. Gaz. hôp. 1859.

(2) Peter et Roger. Art. Angine. Dict. encyclop. des sciences médicales.

(3) Dureau. Emploi de l'acide lactique contre l'angine. 1868. In Bull. Thérap.

L'eau de chaux, préconisée par Bierner, Kuchenmeister de Dresde, Sanné et le Dr Hamon, a été employée comme topique et en pulvérisations. Selon Adrian et Bricheteau qui, dans le laboratoire, ont essayé son action, elle dissoudrait assez rapidement les fausses membranes. De plus, contrairement à d'autres substances, elle n'offrirait aucun danger.

Le chlorate de potasse que Robert-Thomas, de Salisbury, a le premier employé, dont plus tard Chaussier se servit aussi, fut après avoir été abandonné, remis en honneur, par Blache et son interne Isambert (1), qui le donnaient à l'intérieur à la dose de 2 à 4 grammes par jour. D'après Trousseau ce sel aurait une action dans les angines légères, dans les cas graves il ne donnerait aucun résultat; cependant, ajoute Trousseau, comme il passe pour s'opposer à la reproduction des exsudations plastiques et qu'il n'a pas les inconvénients des mercuriaux et des alcalins on pourrait le donner.

Tel n'est pas l'avis de M. Archambault ni du Dr Gigot, d'après lesquels cet agent n'aurait aucune action sur le croup.

De plus, à notre avis, il ne serait pas si inoffensif qu'on veut bien le dire; c'est un sel à base de potasse, et, pour beaucoup d'auteurs, la potasse agit sur la fibre cardiaque.

C'est un point sur lequel insiste souvent M. le professeur G. Sée, notre maître. Si ce sel possède vraiment

(1) Isambert. Thèse Paris. 1855.

cette action, il nous semble qu'on a tout intérêt à ne pas en abuser comme, on le fait, en se disant que c'est un médicament inoffensif.

Malgré les avantages qu'on dit avoir retirés de son emploi, nous n'en userons donc qu'avec la réserve la plus grande, jusqu'à ce qu'il soit confirmé, ou qu'il est vraiment dangereux ou qu'il n'y a aucun danger à s'en servir.

Après les fondants nous allons examiner des médicaments qui agissent sur la muqueuse en en modifiant les sécrétions. Nous rangerons parmi eux les balsamiques et les astringents.

Parmi les astringents nous n'étudierons que trois des plus employés : le tannin, l'alun, le perchlorure de fer. Il en est un autre qui a été préconisé, il est vrai, mais dont on a usé si rarement qu'on ne peut se prononcer sur sa valeur, c'est le salicylate de soude.

L'emploi de ces agents remonte bien plus loin que celui des caustiques. Nous trouvons dans Arétée des passages où il est parlé de l'alun et de la noix de Galle, que cet auteur prescrivait sous forme de collutoires ou en insufflations. Comme tous les astringents ceux-ci agissent sur la muqueuse en resserrant ses vaisseaux; par conséquent ils en diminuent les sécrétions. C'est là leur action générale, qu'il s'agisse de l'alun, du tannin ou même du perchlorure de fer.

L'alun, que Trousseau tenait d'un empirique et qu'il conseilla à son maître Bretonneau, n'a pas d'autre action spéciale que l'action dont nous venons de parler.

Il n'en est pas de même du tannin qu'Arétée employait sous forme de noix de galle. Préconisé par Loiseau, de Montmartre (1), pour son action curative et prophylactique dans la diphthérie; employé en insufflation par Sales Girons (2), et de nos jours repris par M. Couzot, médecin belge, le tannin constituerait selon ces auteurs un des traitements les plus efficaces qui aient jamais été employés.

Comme astringent il resserrerait les vaisseaux, partant diminuerait les sécrétions; il coagulerait à mesure de leur formation tous les liquides pouvant servir de véhicule au poison. En dehors de cela il agirait encore sur les fausses membranes, en les rendant imputrescibles et permettrait ainsi de les abandonner sans crainte qu'elles devinssent plus tard un foyer d'infection. De plus, à ces actions multiples s'ajouterait encore son action parasiticide et aussi son action tonique et apéritive.

Bien que ces deux substances soient loin d'avoir la valeur qu'on a voulu leur attribuer, il est certain que dans les cas simples on peut retirer de bons effets de leur application. Il n'y a donc plus lieu de les pros-

(1) Loiseau. Trait. préserv. du Croup par le tannage. In Gaz. méd. 1861.

(2) Sales Girons. Premiers essais des inhalations des liquides pulvérins. Bull. ther. t. 59.

crire, mais il ne faudrait pas non plus en faire des agents spécifiques.

Le perchlorure de fer, qui vient après, a été employé localement, et à l'intérieur ; localement son action est celle du tannin, il resserre les vaisseaux, coagule et empêche la putréfaction. Nous n'insisterons pas.

Quant à son emploi à l'intérieur, bien que ce soit comme traitement général qu'il a été préconisé, nous en parlerons quand même ici, car les auteurs de ce traitement ont eu pour but de traiter une maladie locale. Les défenseurs de cette méthode Isnard (1) de St-Amand et Aubrun (2), considérant la diphtérie comme une maladie locale pouvant se généraliser ; croyant à l'existence d'une lésion primitive de la muqueuse par laquelle le sang laisserait transsuder ses parties fibrineuses produisant ainsi la fausse membrane ; admettant enfin que l'infection est due à la résorption plus ou moins rapide de ces fausses membranes et qu'avant cette résorption le sang n'est pas altéré, ont cru en donnant le perchlorure de fer rendre le sang plus épais, resserrer la muqueuse et empêcher ainsi le sang de transsuder. De cette façon, disent-ils, la fausse membrane ne se produit pas ; il n'y a pas à craindre l'infection de l'organisme ; la diphtérie est guérie.

(1) Isnard. Nature et traitement rationnel du Croup par le perchlorure de fer. In Union médicale 1859.

(2) Aubrun. Mémoire sur le traitement de la diphtérie par le perchlorure de fer In Gaz. méd. 1860.

Si les choses se passaient ainsi le perchlorure de fer serait certainement un merveilleux moyen ; malheureusement cette théorie nous semble reposer sur des bases peu solides. Même en admettant l'action que ces auteurs attribuent au perchlorure de fer, comment saura-t-on le moment où l'on doit employer cet agent ? Comment saura-t-on qu'il existe une lésion de la muqueuse, alors que souvent le premier signe de l'affection est la présence de la fausse membrane ? Le fait nous semble impossible. On n'agira donc le plus souvent que lorsqu'il existera des fausses membranes ; par conséquent le perchlorure de fer sera impuissant pour empêcher l'infection de l'organisme.

Nous basant sur ce raisonnement nous rejetterons avec Trousseau son emploi à l'intérieur, au moins comme spécifique de la diphtérie, car sa solubilité supérieure à celle des autres ferrugineux peut le faire donner comme tonique.

Balsamiques. — Le copahu et le cubèbe ont été essayés par le Dr Trideau (1) comme, de tous les agents modificateurs, ceux qui possèdent à un plus haut degré la propriété de tarir les sources des sécrétions muqueuses. Selon Trideau la guérison aurait lieu au bout de 2 ou 3 jours, rarement après sept ou huit jours ; seulement il faudrait agir dans la première et la deuxième période, et de plus ces deux

(1) Trideau. Paris in-8° 1866.

agents ne réussiraient que dans le croup d'emblée; dans le croup survenant à la suite de l'angine leur efficacité serait au moins douteuse. Trideau explique l'action par la substitution d'un exanthème copahique, qui se produit en effet, à un exanthème plus dangereux.

Quoi qu'il en soit de l'explication le copahu et le cubèbe ont été essayés par Bergeron et M. Archambault, qui ont obtenu quelques succès. M. Hérard et Trousseau ont aussi été heureux dans l'emploi de ces balsamiques.

Malgré cela nous ferons remarquer que les deux agents sont difficilement supportés, surtout le copahu qui donne des maux d'estomac parfois atroces; de plus ils amènent des démangeaisons, du prurit et même des éruptions. Étant donné tous ces accidents, mais surtout l'action du copahu sur l'estomac, nous croyons ne pas devoir nous attacher davantage à cette médication.

Il nous reste, pour terminer cette série des médicaments employés pour faire disparaître les fausses membranes, à parler de ceux qui agissent en augmentant les sécrétions de la muqueuse ou des glandes.

Nous citerons le mercure dont nous avons parlé avec la médication altérante, le jaborandi dont nous

(1) Abeille. Traitement du Croup par les inhalations de sulfure de mercure. Gaz. hop. 1868.

parlerons plus tard, les expectorants et parmi eux le kermès minéral.

Nous avons dit ce que nous pensions des mercuriaux, qu'ils soient employés sous forme d'onguent en frictions, de calomel, de sulfure de mercure ainsi que le préconise Abeille, prétendant avec raison que l'estomac est une voie infidèle, disant qu'il ne faut pas fatiguer cet organe, qu'il vaut mieux donner le mercure en inhalations à cause de la surface énorme d'absorption qu'offrent les poumons et aussi parce qu'on ne fatigue pas le tube digestif.

Nous verrons plus loin le jaborandi.

Quant au kermès il n'a été employé que d'une façon très restreinte; c'est à peine si nous trouvons quelques tentatives faites par Chapelle (1), d'Angoulême, et Herpin, de Genève, dans le but de provoquer la chute des fausses membranes. Les cas observés sont trop peu nombreux pour que nous puissions nous prononcer.

Tels sont les moyens qui ont été employés dans le but soit de détacher les fausses membranes soit de les détruire sur place pour les empêcher de s'étendre. Il en existe bien encore d'autres tels que les inspirations d'air chaud et humide conseillées, par William Budd en 1852 (2), dans le but de détacher les fausses membranes, les affusions froides préconisées par

(1) Chapelle. Croup et traitement par le kermès. Union méd. 1859.

(2) Budd. Emploi air chaud et humide dans le traitement du Croup, Union méd. 1852.

Schädeler, de Berne, dans le même but, la glace intus et extra proposée pas Moos, de Vienne; mais ces moyens ont été bien moins employés que ceux dont nous avons parlé; par conséquent tout en les énumérant on ne peut se faire une idée exacte de leur valeur.

Nous en avons terminé avec les moyens médicaux dont le but est de faire du traitement de l'angine, un traitement préventif du croup en empêchant les fausses membranes d'atteindre le larynx. Il nous reste à parler d'une opération chirurgicale conseillée dans le même but.

Ce dernier moyen, recommandé par M. Bouchut (1) pour empêcher l'extension des fausses membranes au larynx, consiste dans l'ablation des amygdales; mais il nous semble que cette opération est loin d'offrir tous les avantages dont nous parle son auteur.

L'opération en elle-même n'est évidemment pas dangereuse; on la pratique tous les jours, même chez les enfants, sans que leur santé en soit altérée; mais si on peut impunément enlever les tonsilles à un enfant bien portant, en sera-t-il de même lorsque cet enfant sera sous le coup d'une maladie comme la diphtérie? N'y aura-t-il pas à craindre que la plaie devienne un foyer d'infection? M. Bouchut répond négativement. D'après lui jamais il ne se développe de fausses membranes sur la plaie, et elle guérit très bien après quelques jours de suppuration.

(1) Bouchut. Bull. de l'Acad. des sciences,

Nous ne sommes pas autorisé à contredire les affirmations de M. Bouchut, car jamais nous n'avons été appelé à voir pratiquer l'opération qu'il propose, mais il nous semble qu'étant donnée la facilité avec laquelle il se forme des fausses membranes sur les plaies en général, il y a à craindre que cela n'arrive aussi pour une plaie siégeant au lieu d'élection des fausses membranes et alors, si tant est que l'infection de l'organisme se fasse par là, quelle porte sera plus dangereuse que celle-là.

Le moyen nous semble donc devoir être rejeté malgré les succès que M. le Dr Bouchut dit avoir obtenus avec lui.

L'histoire des traitements de l'angine pseudo-membraneuse conseillés dans le but de prévenir le croup est terminée; nous abordons maintenant le traitement du croup lui-même, soit qu'il ait succédé à l'angine, soit qu'on l'ait vu se développer d'emblée ce qui est plus rare.

Si nous voulions parler de tous les moyens qui ont été employés, l'énumération en serait longue car, comme pour le traitement de l'angine, les auteurs ont cru trouver souvent le spécifique de cette affection; mais nous croyons que cela serait ennuyeux et inutile. Nous nous contenterons donc de passer en revue les principaux agents dont ont a usé ceux qui s'adressent vraiment au croup et non plus à l'angine.

Ces moyens se résument à deux : les vomitifs, la trachéotomie. Il en a été proposé d'autres mais nous apprécierons leur valeur en parlant de cette dernière opération dont nous devons la vulgarisation à Trousseau.

Les vomitifs ont été l'objet de discussions interminables, les uns les prônant comme des spécifiques, d'autres les rejetant comme dangereux, tous discutant sur l'emploi de tel ou tel agent de cette médication de préférence à tel autre.

Quoi qu'il en soit, leur action, bien que seulement palliative n'en est pas moins souvent utile ; et peut-être occuperaient-ils une plus grande place dans la thérapeutique du croup si leur emploi répété n'affaiblissait pas le malade outre mesure. On a bien dit que parmi les vomitifs tel ou tel était plus avantageux que les autres parce qu'il amenait une prostration moins grande. On a préconisé tour à tour l'émétique, l'ipéca, le sulfate de cuivre, l'alun ; on a rejeté l'un pour prendre l'autre sous prétexte que le premier fatiguait plus le malade.

Le fait est certainement vrai, l'émétique déprime plus que les autres, mais il nous semble qu'on a exagéré la portée de ce fait. Sans doute si l'on faisait vomir seulement une ou deux fois on devrait s'inquiéter de l'agent à employer, car dans ce cas il est sûr que parmi les vomitifs il en est qui dépriment plus que les autres ; mais lorsqu'on est obligé d'avoir souvent recours aux vomissements, quel que soit l'agent employé, aussi atténués qu'en soient les effets, les efforts qu'il devra faire n'en fatigueront pas moins le malade;

la prostration sera plus ou moins grande, mais elle existera.

Malgré ce que nous venons de dire, nous ne prétendons pas condamner absolument l'emploi des vomitifs. Trousseau l'a dit, ils sont utiles et nous ne saurions mieux faire que de répéter ses propres paroles : « Je sais, dit-il, que la diphtérie est une maladie dans laquelle la phlegmasie qui a donné lieu à la formation de la fausse membrane ne durera qu'un temps limité ; si en sollicitant l'expulsion des fausses membranes, à mesure qu'elles se forment, j'empêche la mort d'arriver par asphyxie bien que je ne guérisse pas directement la maladie, je n'en fais pas moins un traitement utile. Il pourra arriver un moment où la phlegmasie s'éteignant d'elle-même, la guérison s'opérera. »

On le voit, Trousseau (1) est loin de proscrire les vomitifs ; mais nous lisons plus loin : « Pour ma part je conseille le sulfate de cuivre ; mais de quelque utilité que soit, dans certaines circonstances, la médication vomitive, ne lui accordez pas une trop grande confiance. Après une longue pratique, je puis certifier que les insuccès l'emportent sur les succès ; même lorsque vous aurez obtenu une amélioration, les accidents se reproduiront, et en admettant que vous réussissiez encore à les faire disparaître prenez garde d'avoir, en sollicitant trop souvent la nausée, jeté le

(1) Trousseau. Clinique méd. de l'Hôtel-Dieu.

malade dans un état de débilité telle qu'il n'ait plus assez de force pour lutter contre la maladie quand il vous faudra recourir à la trachéotomie. »

Nous n'en dirons pas plus long sur les vomitifs; après cette longue citation la question nous semble jugée; nous pouvons résumer ce que nous venons de dire en quelques mots : User mais ne pas abuser.

A côté des vomitifs se place, nous l'avons dit, la trachéotomie qui est souvent appelée à suppléer à l'insuffisance des moyens précédents.

Employée dans les cas de suffocation par les médecins anciens depuis Arétée, mais surtout depuis la découverte du croup par Home; pratiquée par Bretonneau dans des circonstances mémorables, puisqu'il s'agissait de la fille d'un de ses amis; préconisée par Caron et mise en honneur par Trousseau, la trachéotomie est entrée aujourd'hui dans la pratique journalière.

D'abord pratiquée à la dernière période du croup, son heure fut avancée par Trousseau et on peut dire que c'est depuis cette époque qu'elle a été généralement acceptée, grâce au nombreux succès de l'illustre médecin de l'hôtel-Dieu, alors médecin à l'hôpital des Enfants.

Sans doute, cette opération ne constitue pas un traitement curatif de la diphtérie; pas même du croup auquel elle est exclusivement opposée. Ce n'est qu'un moyen palliatif employé contre un des accidents de la manifestation laryngée de la diphtérie, l'asphyxie due à l'obstruction des voies aérifères. Lorsque par suite de la présence des fausses membranes dans le larynx, l'entrée de l'air dans les poumons devient difficile, la trachéotomie est pratiquée dans le but de donner passage à l'air, par un orifice autre que le larynx. Mais la maladie n'en existe pas moins, ainsi que le témoignent les fausses membranes qui se développent souvent sur la plaie.

Ce n'est encore là qu'un moyen absolument local, ce n'est pas un traitement de la diphtérie. Si la guérison survient quelquefois à la suite de cette opération, le fait tient plutôt à la bénignité de la maladie qu'à l'opération elle-même. On a fait le traitement indirect, dont nous parlions plus haut dans la citation que nous avons faite d'un passage de la clinique de Trousseau.

Bien que ce ne soit qu'un palliatif, quel que soit le procédé opératoire employé, la trachéotomie est utile, et c'est grâce à elle que la mortalité de la diphtérie est diminuée.

On a bien essayé, à un moment donné, de jeter le discrédit sur cette opération ; il s'est trouvé des médecins qui ont voulu lui imputer la plus grande mortalité qui existe depuis qu'on la pratique ; M. Bouchut a même proposé, pour la remplacer, le tubage de la glotte; mais, malgré les attaques dont elle a été l'objet, tant de la part de M. Bouchut que de celle de Velpeau (1), qui est venu dire à la tribune de l'Aca-

(1) Velpeau. Bull. de l'Acad. de médecine.

démie : « Si la trachéotomie est un bienfait, quel bienfait plus grand ne nous rendra pas celui qui nous en délivrera. » La trachéotomie, grâce à Trousseau, n'en reste pas moins le grand palliatif, peut-être même le seul moyen à opposer au croup.

M. Bouchut, il est vrai, est venu dire plus tard que son but n'était pas de proscrire la trachéotomie, mais seulement de restreindre son emploi à la dernière période ; mais cela importe peu, et si cette discussion n'a pas eu d'autres résultats, elle a eu celui de poser la trachéotomie comme le seul moyen efficace contre l'asphyxie, et de faire rejeter le tubage de la glotte comme un mauvais moyen. L'expérience a d'ailleurs eu raison de ce dernier procédé, puisque le plus souvent, malgré son emploi, il a fallu avoir recours à la trachéotomie.

D'autres moyens ont encore été proposés pour éviter d'ouvrir la trachée, opération qu'on considérait comme dangereuse. Avec le tubage de la glotte de M. Bouchut (1), il y a eu le procédé de Green, de New-York, celui de Loiseau, de Montmartre, tous deux consistant à pratiquer le cathétérisme du larynx, dans le but de faire pénétrer dans celui-ci des agents capables de combattre la formation des fausses membranes. Nous nous hâtons de dire que ces opérations ont eu peu de vogue et sont aujourd'hui entièrement abandonnées.

(1) Bouchut. Bull. Acad. des sciences

La trachéotomie termine la série des moyens locaux employés contre la maladie locale avant d'être générale; voyons maintenant les traitements proposés par ceux qui considèrent la maladie comme générale d'emblée.

Si nous voulions rassembler dans cette partie de notre sujet tous les traitements généraux, nous devrions parler de l'émétique à haute dose, du calomel, du perchlorure de fer même; mais comme ces moyens avaient été employés dans un but essentiellement local, nous les avons rangés parmi les moyens locaux, ou pour mieux dire, à côté d'eux.

Nous ne parlerons ici que des alcalins, et en particulier, du bicarbonate de soude employé par Mouremans, Baron, Luszinsky, Helwag, Marchal de Calvi.

Pour ces auteurs, le principe de la maladie est dans le sang, où les cautérisations ne sauraient l'atteindre. Il se manifeste à nous par les fausses membranes. Or, toujours, selon ces auteurs, qu'est la fausse membrane et qu'indique-t-elle? C'est un produit fibro-albumineux venu du sang, étalé sur la muqueuse et y adhérant. Il indique un excès de plasticité du sang. Si on combat cette plasticité, on empêchera la maladie de se manifester; par conséquent, elle n'existera pas.

Tel a été le point de départ de cette médication, en ce qui regarde la doctrine. Le traitement est venu d'une autre considération, ou pour mieux dire, de la remarque d'un simple fait. Marchal de Calvi ayant pratiqué une saignée à une dame revenant de Vichy faire une saison, remarqua que le sang ne formait qu'un amas grumeleux, mou, friable, au lieu du caillot qui se forme ordinairement. Il conclut de ce fait que les alcalins diminuent la plasticité du sang, et étant données ses idées sur la diphtérie, il songea aussitôt à l'appliquer contre la maladie.

Qu'y a-t-il de vrai dans cette idée de Marchal de Calvi (1) sur l'action des alcalins, et surtout du bicarbonate de soude? Les alcalins sont-ils, oui ou non, des agents capables de diminuer la plastictité du sang? C'est ce que nous allons essayer d'examiner.

Nous ne parlerons, bien entendu, que du traitement, la doctrine n'étant pour nous qu'un fait secondaire.

A notre avis, l'idée de Marchal de Calvi est vraie; les alcalins peuvent diminuer la plasticité du sang; mais les conclusions, au point de vue du traitement de la diphtérie, sont mauvaises.

Sans doute les alcalins, ces sels que M. le professeur G. Sée, notre maître, a désignés sous le nom de suroxydants, peuvent, à un moment donné, amener ce que Trousseau désigne sous le nom de cachexie alcaline; cela se comprend facilement. Si vous augmentez chaque jour les dépenses de l'organisme, si vous activez les combustions, il est évident qu'au bout

(1) Marchal de Calvi. Traitement de l'angine couenneuse par le bicarb. de soude. In Union médic. 1855.

d'un certain temps, les recettes ne compenseront pas les dépenses, et le sang s'altérera. Mais, au bout de combien de temps cela se produira-t-il? Là est la grande question. Pour certains auteurs, cela n'arrivera jamais, et ces auteurs citent des gens qui boivent continuellement de l'eau de Vichy depuis vingt et trente ans, et qui jouissent de la santé la plus prospère qu'on puisse désirer. Pour d'autres, la dose fera tout, et si l'on ne prend que 4 à 5 grammes, et même 6 par jour, on pourra en continuer l'emploi pendant des années, sans voir survenir le moindre inconvénient.

Pour d'autres enfin, la cachexie pourrait survenir dans un délai assez rapproché, mais jamais avant un mois, en admettant qu'on prenne même 8 ou 10 grammes par jour de sel de Vichy.

Mais, si l'on n'est pas d'accord sur ce point, il en est un sur lequel tout le monde est unanime à se prononcer, c'est le bon effet que l'on obtient de ce sel à dose modérée, et pendant quelques jours. Or, quelle est la dose modérée? A Vichy, on boit facilement une bouteille par jour, contenant 6 à 8 grammes de sel, et on se porte très bien ; on pourrait prendre 10 grammes sans inconvénient. Par conséquent, que va devenir le bicarbonate de soude absorbé par le malade atteint de diphtérie ? Il va tout simplement augmenter les oxydations et augmenter la plasticité du sang.

Dans celui-ci, en effet, il a eté démontré par MM. Pelvet et Damourette, que le nombre des globules était augmenté ; on a démontré aussi que les malades engraissaient, que la quantité d'urée rejetée dans les vingt-quatre heures était augmentée.

On nous objectera peut-être que le malade se nourrit mal, que la quantité des matériaux ingérés n'est pas en rapport avec l'augmentation des combustions, mais à cela nous répondrons que tout le monde est aujourd'hui d'accord pour nourrir les malades, et aussi peu qu'ils se nourrissent, le peu d'aliments qu'ils prendront pourra servir à l'excès de combustion. D'ailleurs, même en admettant que le malade ne se nourrisse pas, nous ne croyons pas qu'en cinq ou six jours, les alcalins puissent provoquer la moindre cachexie.

Nous rejetterons donc ces agents, sinon comme iuutiles, du moins comme ne remplissant pas l'indication qu'on se proposait.

III. La question d'infection par des parasites, nous l'avons dit, est à l'ordre du jour. Par conséquent, bien que les moyens proposés jusqu'ici ne soient pas nombreux, nous ne croyons pas devoir les passer sous silence. Nous n'essaierons même pas de les classer, bien que les uns soient des moyens locaux, les autres des moyens généraux. L'indication est la même : tuer le parasite, le microbe, soit dans le sang, soit sur la fausse membrane.

Nous avons vu que M. Couzot (1), partisan de l'in-

(1) Couzot. Traitement de la diphtérie. Bull. Acad. méd. Belgique 1881.

fection locale d'abord et de l'infection générale secondaire, a proposé le tannin comme astringent, antiphlogistique et antiseptique; de plus, parce qu'il coagule l'albumine et forme avec les matières organiques des composés insolubles.

M. Couzot emploie cet agent sous forme de mucilage, en injections, dans la gorge et le nez. Il affirme avoir guéri par ce moyen 162 malades sur 169. Bien que la proportion nous semble considérable, nous ne pouvons tirer aucune conclusion ; néanmoins, ce médicament nous semble devoir être pris en considération, jusqu'à ce que la lumière soit faite sur sa valeur.

Le jaborandi préconisé dans ces dernières années est aussi un agent contre la diphtérie parasitaire. Guttman a employé avec succès son alcaloïde la pilocarpine. Depuis, bien des essais ont été faits, dont les uns ont été suivis de guérison, les autres de mort. La pilocarpine semble être cependant un traitement rationnel et on ne saurait encore se prononcer à son sujet. Cet agent combattrait en effet la maladie générale en éliminant le poison par la peau et les reins; il combattrait la maladie locale par l'hypersécrétion glandulaire qui se manifeste du côté de la bouche. Malgré cela ce n'est pas là un médicament sur lequel on puisse généralement compter.

Quant au sulfure de calcium donné par un membre de la Société de médecine dosimétrique, M. Fontaine (1), de Bar-sur-Seine, sous forme de granules

(1) Courtois. Traitement de la diphtérie par la piocarpus. Thèse Paris 1881.

solubles nous ne saurions l'accepter encore malgré le nombre considérable de malades que M. Fontaine (1) nous annonce avoir traités, sans nous dire le nombre de ceux qu'il a guéris. Selon cet auteur le sulfure de calcium agirait dans l'économie sous forme d'hyposulfite et en s'éliminant par les peau et les muqueuses sous forme d'acide sulfhydrique. Or, il paraît que les hyposulfites n'ont aucune action sur les organismes inférieurs, sur les microbes. Nous n'oserions l'affirmer n'ayant pas fait d'expérience à ce sujet ; mais si le fait était prouvé, M. le Dr Burggraeve (2) ne s'étonnerait sans doute plus que « le gouvernement n'ait pas porté son attention sur ce traitement d'une maladie éminemment infectieuse et sur son auteur. » D'ailleurs, même en admettant cette action de l'hyposulfite, nous ne saurions accepter le sulfure de calcium, parce qu'il a été employé conjointement avec tous les alcaloïdes possibles et imaginables, depuis l'aconitine, la vératrine, la strychnine, jusqu'à l'hyosciamine et la quassine.

Là s'arrête l'énumération des divers moyens qu'on a employés contre le diphtérie. Nous avons essayé de déterminer dans quelles limites on était en droit de compter sur certains d'entre eux il ne nous reste plus qu'à tirer de ce travail des conclusions légitimées par la critique que nous avons faite des divers médicaments ou moyens mis en usage aux diverses époques.

(1). Fontaine. Traitement de la diphtérie par le sulfate de calcium.

(2). Burggraeve. Préface du mémoire de Fontaine sur le traitement de la diphtérie par le sulfate de calcium.

CHAPITRE III

Conclusions,

Que conclurons-nous de tout ce que nous avons dit dans notre travail, sinon qu'il n'existe pas de traitement de la dipthérie. On traite le croup et l'angine ; on ne traite pas leur cause ainsi que le prouve notre impuissance dans les cas de diphtérie maligne. Tout au plus pourrait-on espérer de trouver un traitement, s'il était démontré que la maladie était d'origine parasitaire et que l'infection se fait par la muqueuse du pharynx ou par les voies aérifères.

En attendant que la démonstration de cette origine soit faite et acceptée nous ne pouvons espérer traiter la diphtérie. Seules les manifestations nous offrent quelque prise et encore sommes-nous trop souvent impuissants.

La première indication dans tous les cas est de soutenir le malade en le nourrissant autant que cela se peut. Contre l'angine pseudo-membraneuse on essaiera : les insufflations de tannin ou d'alun, les pulvérisations d'eau de chaux ; si les membranes gagnent les fosses nasales, on fera des injections avec l'eau phéniquée, avec un mucilage tannique ; on pourra encore employer pour l'angine le jus de citron, la cautérisation avec le nitrate d'argent; contre le croup les vomitifs, la trachéotomie, et encore, bien que les vomitifs aient donné des résultats, serait-il peut-être plus sage de ne rien faire avant d'opérer.

Quant à la diphtérie infectieuse, à la forme toxique, il n'existe pas encore de médicament capable de lutter contre elle. L'organisme tout entier est empoisonné; tout au plus pourrait-on, si la maladie était vraiment due à un parasite, à un microbe, employer les antiseptiques; mais comme le fait n'est pas encore démontré, on ne peut qu'encourager les recherches faites dans ce sens et attendre que des découvertes nouvelles soient faites avant de donner sa confiance à tel ou tel agent de cette médication.

INDEX BIBLIOGRAPHIQUE.

Trousseau. — Clinique de l'Hôtel-Dieu.

Archambault. — Art. croup, dict. encyclop.

Peter et Roger. — Art. angine, dict. encyclop.

Valleix. — Guide méd. praticien.

Ronzier-Joly. — Observations pour l'étude du tartre stibié à haute dose dans le croup et l'angine couenneuse, in Bull. de thérap., t. 58.

Sales-Girons. — Premiers essais des inhalations de liquides pulvérisés, Bull. thér., t. 59.

Dureau. — Acide lactique contre l'angine couenneuse, Bull. de thér., 1868.

Homolle. — Iuspiration chlorydriques dans le croup, 1846, Gazet. des hôp.

Constantin. — Traitement médical de l'angine couenneuse et du croup Gaz. des hôp., 1859.

Abeille. — Inhalation de sulfure de mercure contre le croup, Gaz. des hôp. 1868.

Guillou. — Traitement de l'angine par insuflation de nitrate d'argent pulvérisé, Gaz. hôp., 1866.

Loiseau. — Traitement préservatif du croup par le tannage, Gaz. des hôp., 1861.

Elliotson. — Deux exemples de symptômes tétaniques, causés par l'antimoine, Gaz. des hôp., 1857.

Aubrun. — Mémoire sur le traitement de la diphtérie par perchlorure de fer, Gaz. méd., 1860.

Marchal de Calvi. — Traitement de l'angine par le carbonate de soude. Union méd., 1855.

Chapelle. — Croup et son traitement par kermès minéral à haute dose, 1867.

Bierner. — Traitement du croup par les inhalations d'eau de chaux, 1858.

Trideau. — Paris, In-8°, 1866.

Isambert. — Thèse. Paris, 1855.

Paris. — A. PARENT, imp. de la Fac. de médec., rue M.-le-Prince, 31.
A. DAVY, successeur.

www.ingramcontent.com/pod-product-compliance
Ingram Content Group UK Ltd.
Pitfield, Milton Keynes, MK11 3LW, UK
UKHW020355220726
13923UKWH00004B/1633